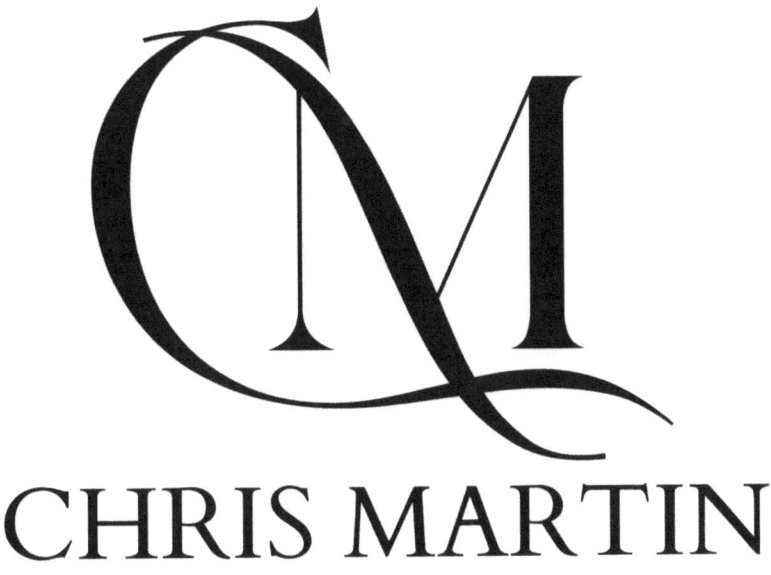

CHRIS MARTIN

En otoño, ¡las ardillas pueden esconder hasta 10,000 cacahuetes! Por desgracia, olvidan dónde pusieron la mitad.

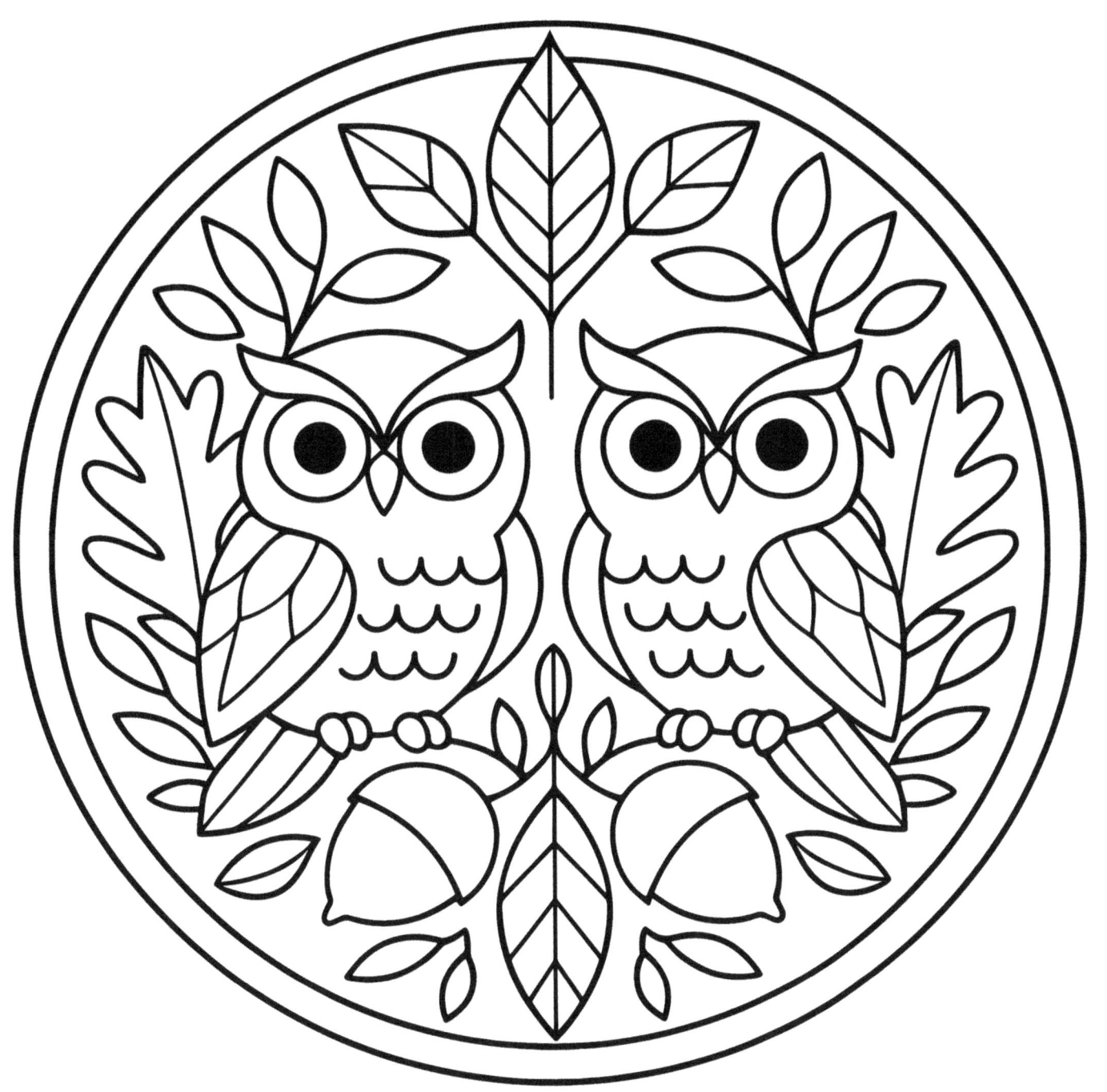

La hoja de arce tiene cinco esquinas, como una palmera. ¡La naturaleza sabe geometría!

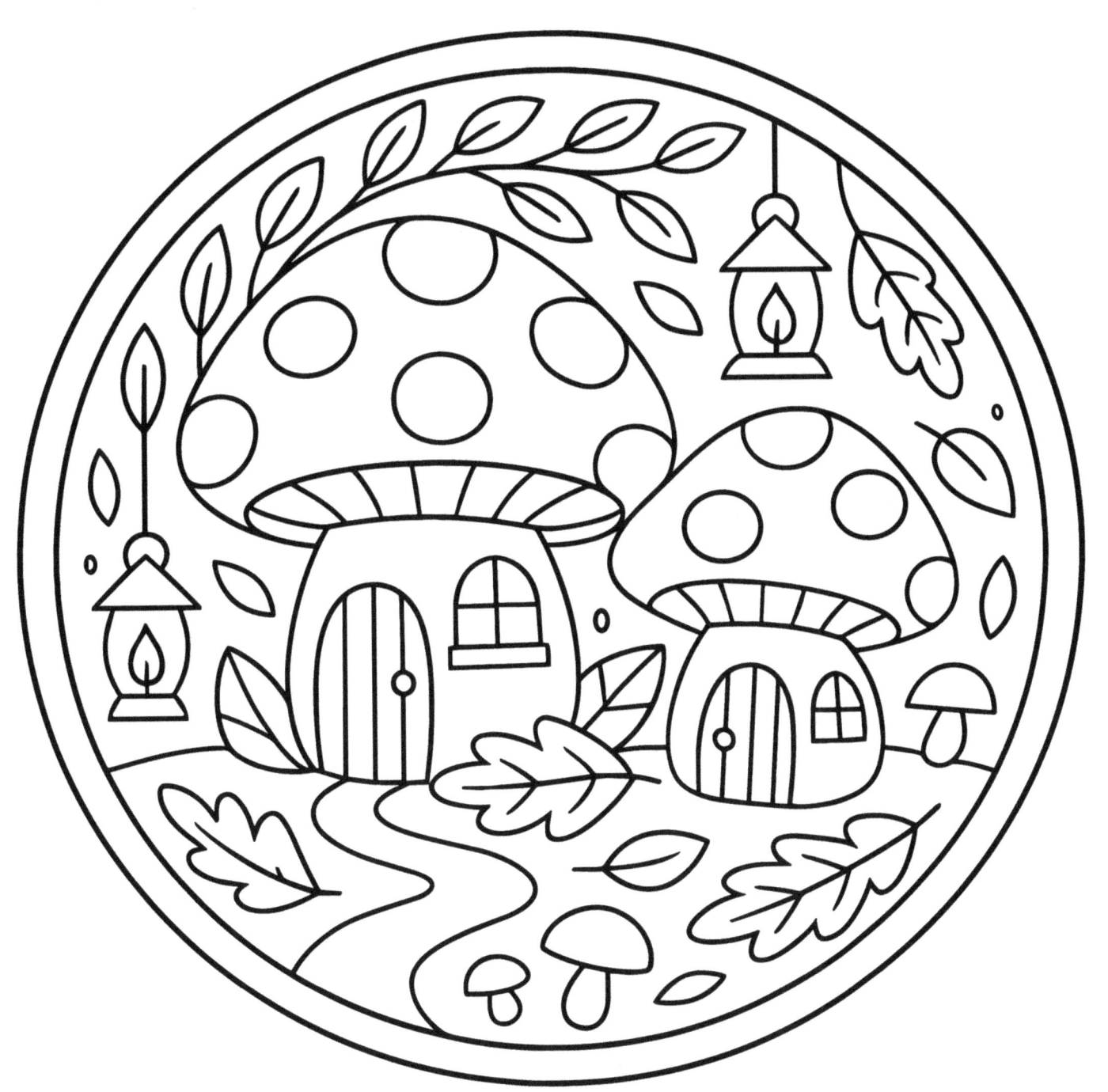

Los búhos no pueden mover los ojos, ¡por eso giran la cabeza hasta 270 grados!

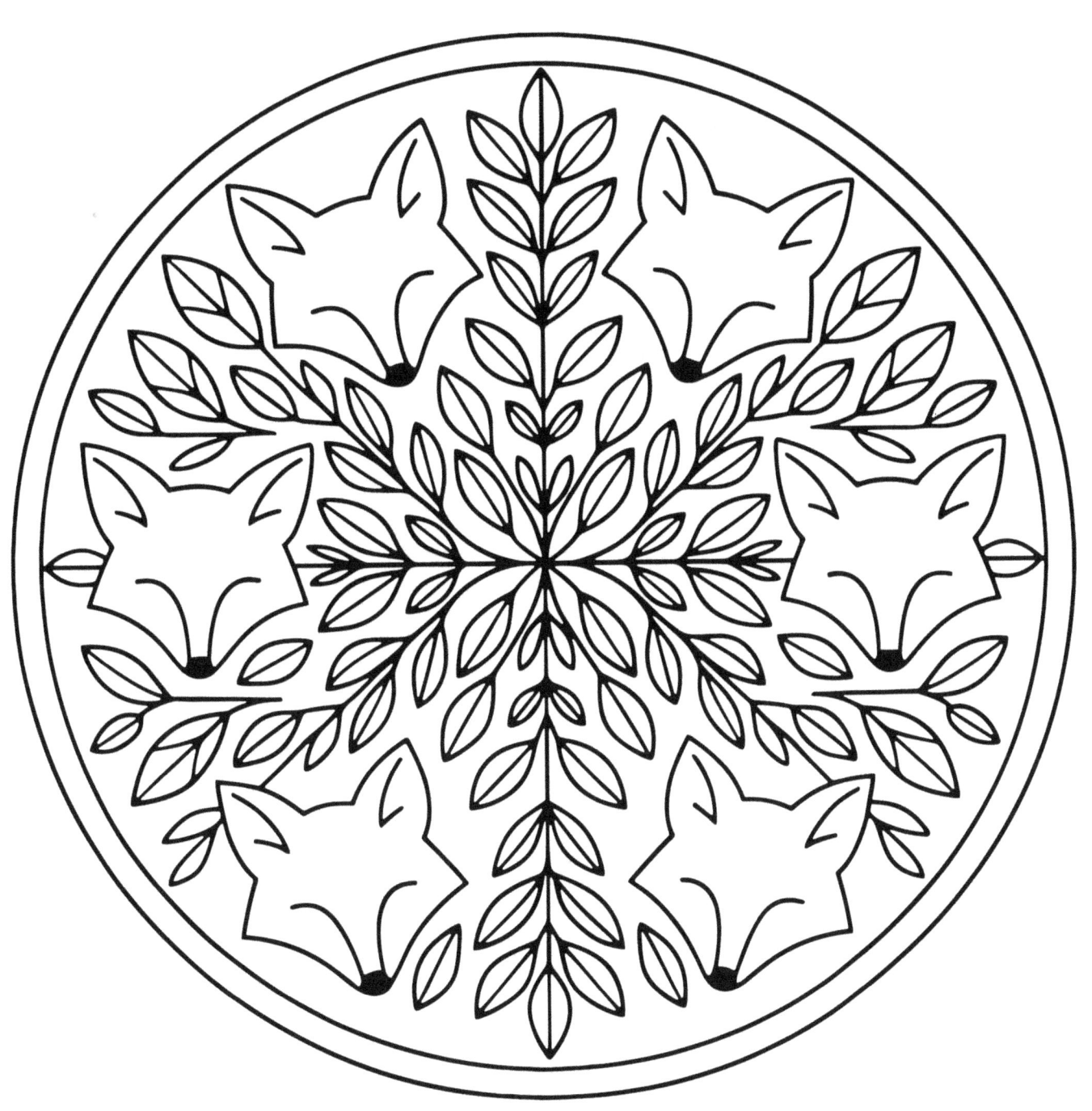

Una manzana promedio contiene hasta 10 semillas. Pero solo una de cada 10.000 se convierte en una manzana grande.

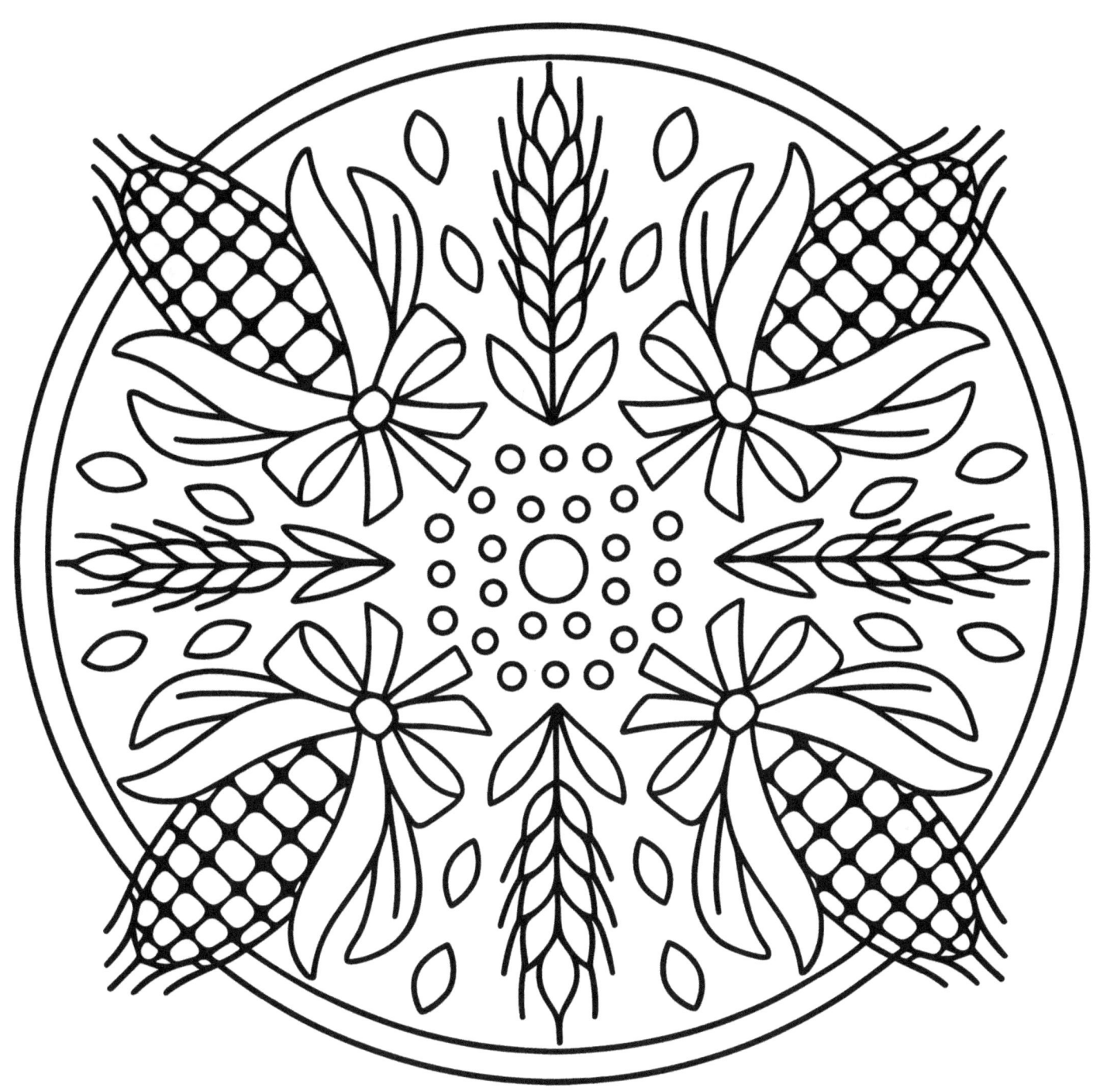

Las hojas no caen porque se secan, sino porque los árboles "rompen la conexión" con ellas para conservar energía para el invierno.

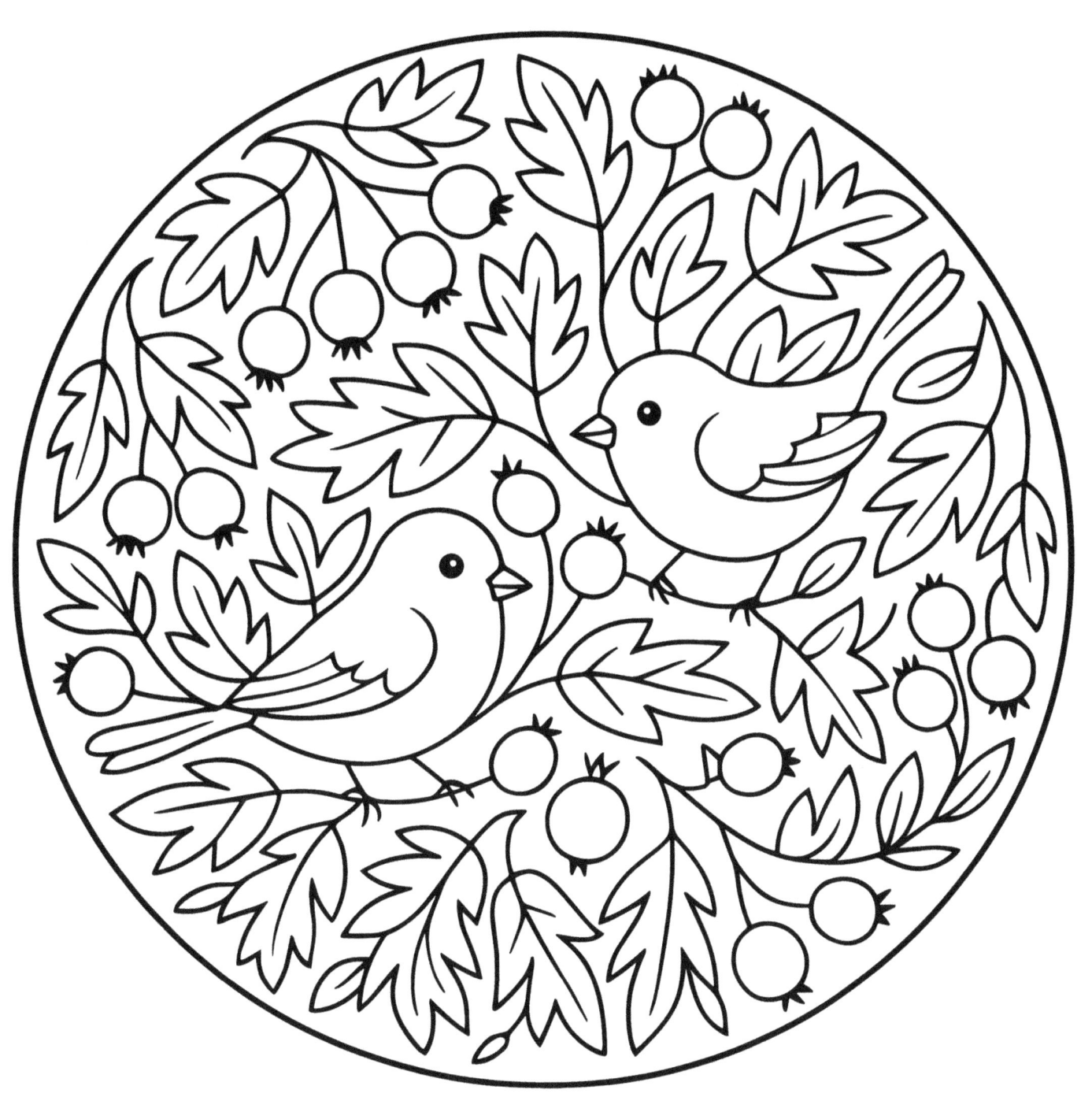

En otoño, las aves migratorias pueden volar hasta 1000 km en un día. Sin GPS, solo con la ayuda de las estrellas.

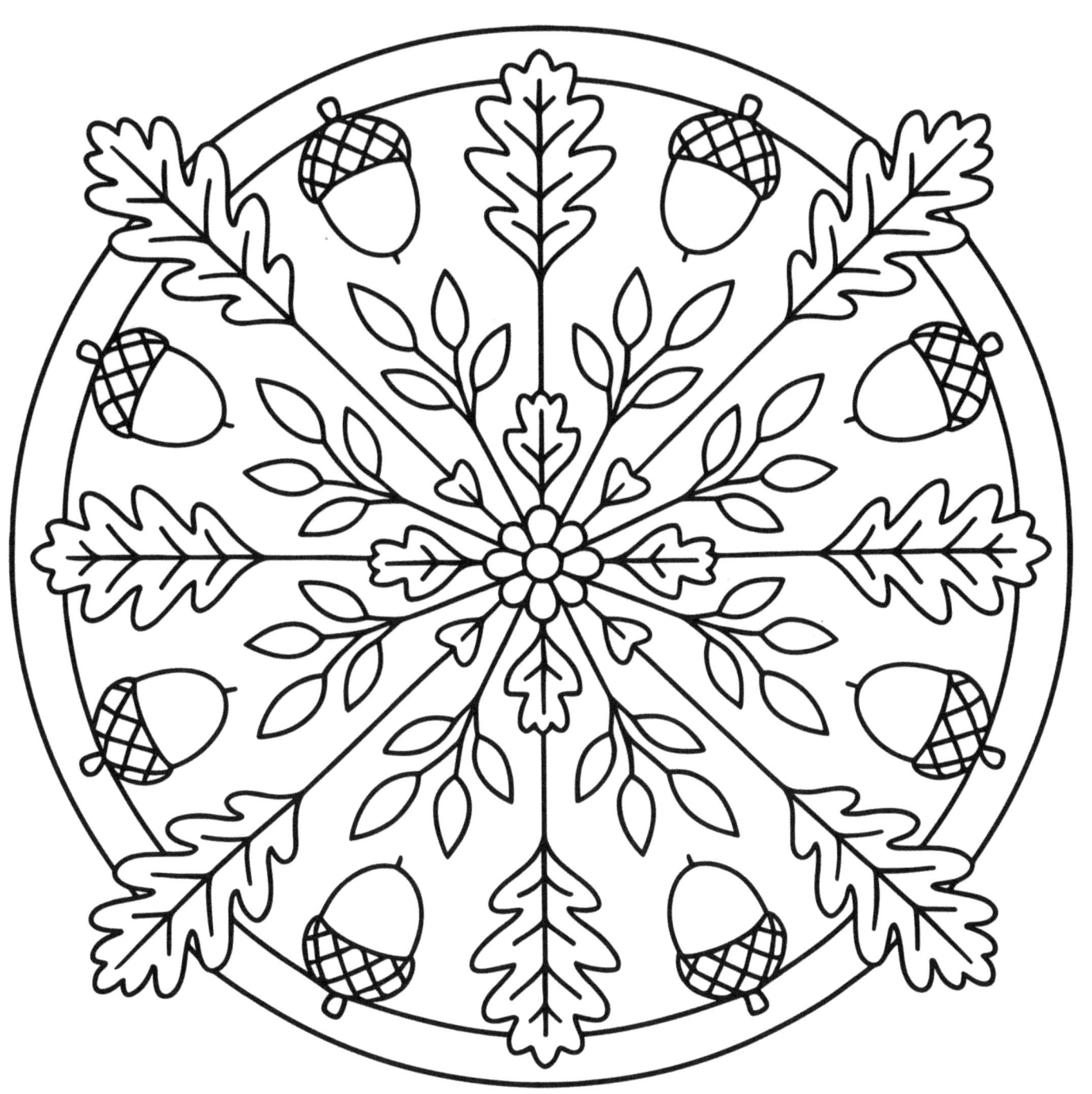

Las calabazas son parientes cercanos de los pepinos.
Pero nadie hace pastel de pepino.

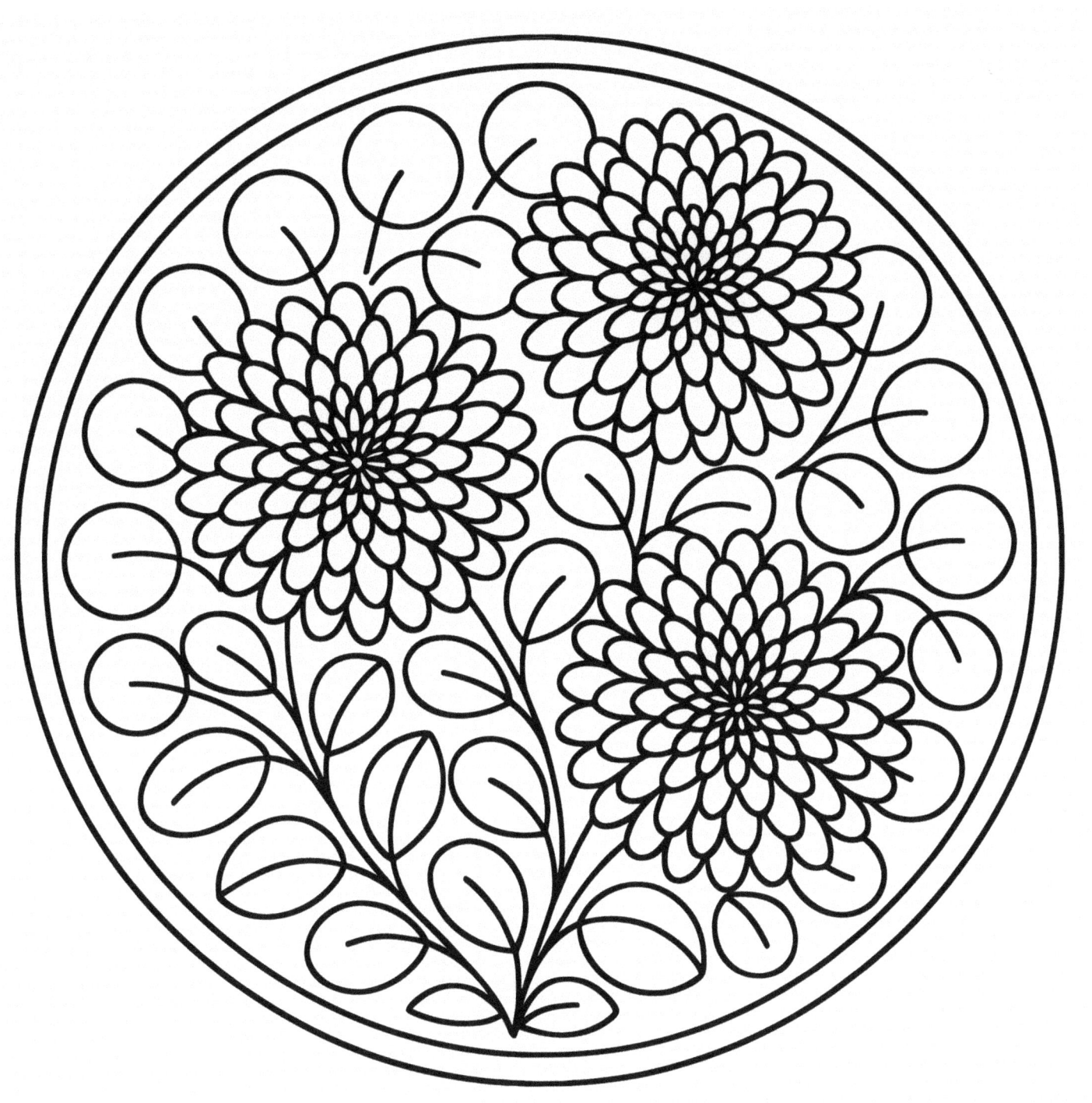

Las manzanas fueron una de las primeras frutas cultivadas por el hombre: existen variedades que tienen más de 2.000 años de antigüedad.

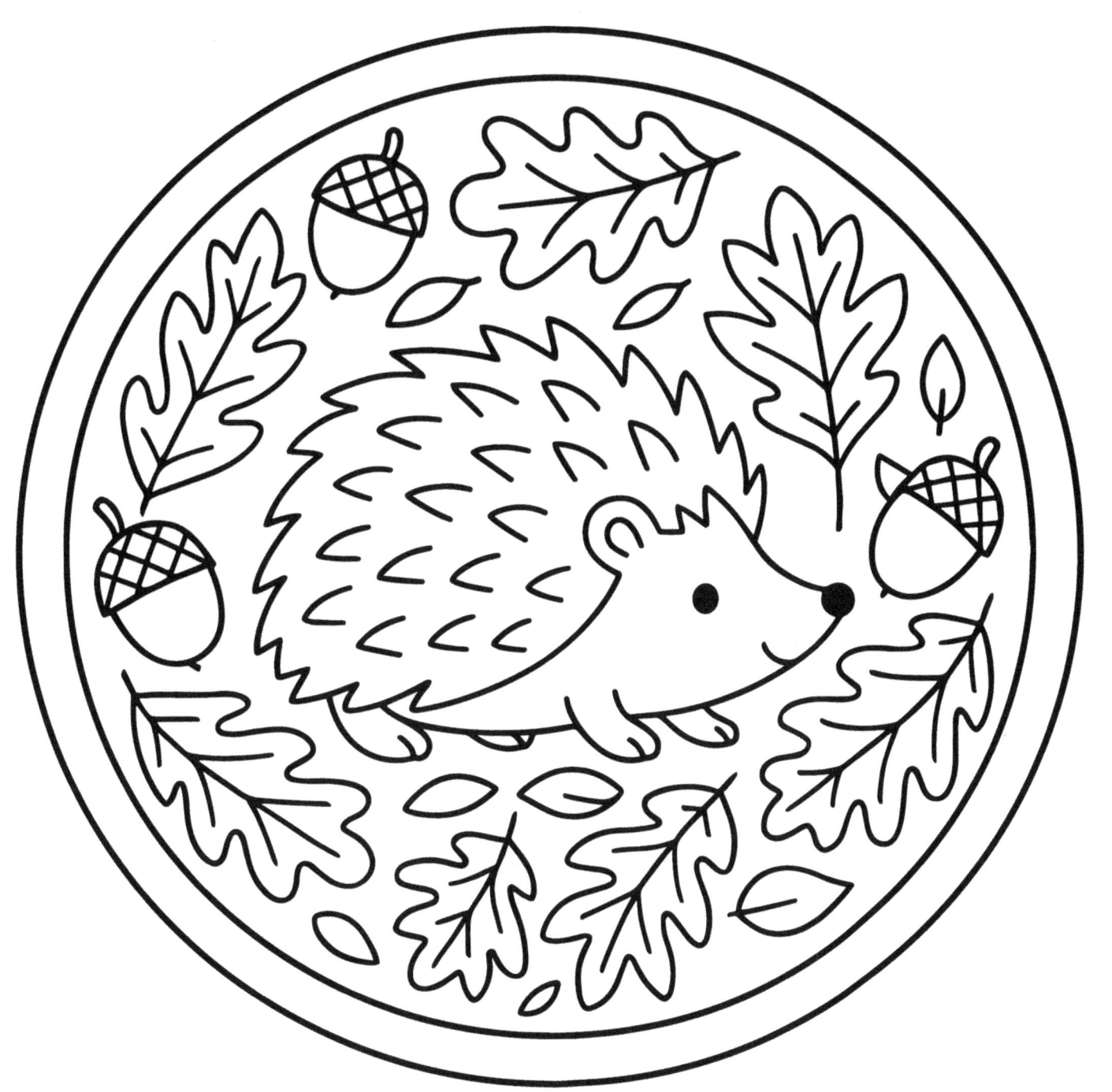

En otoño, los ciervos mudan sus astas. Las viejas se caen y, en invierno, les crecen nuevas.

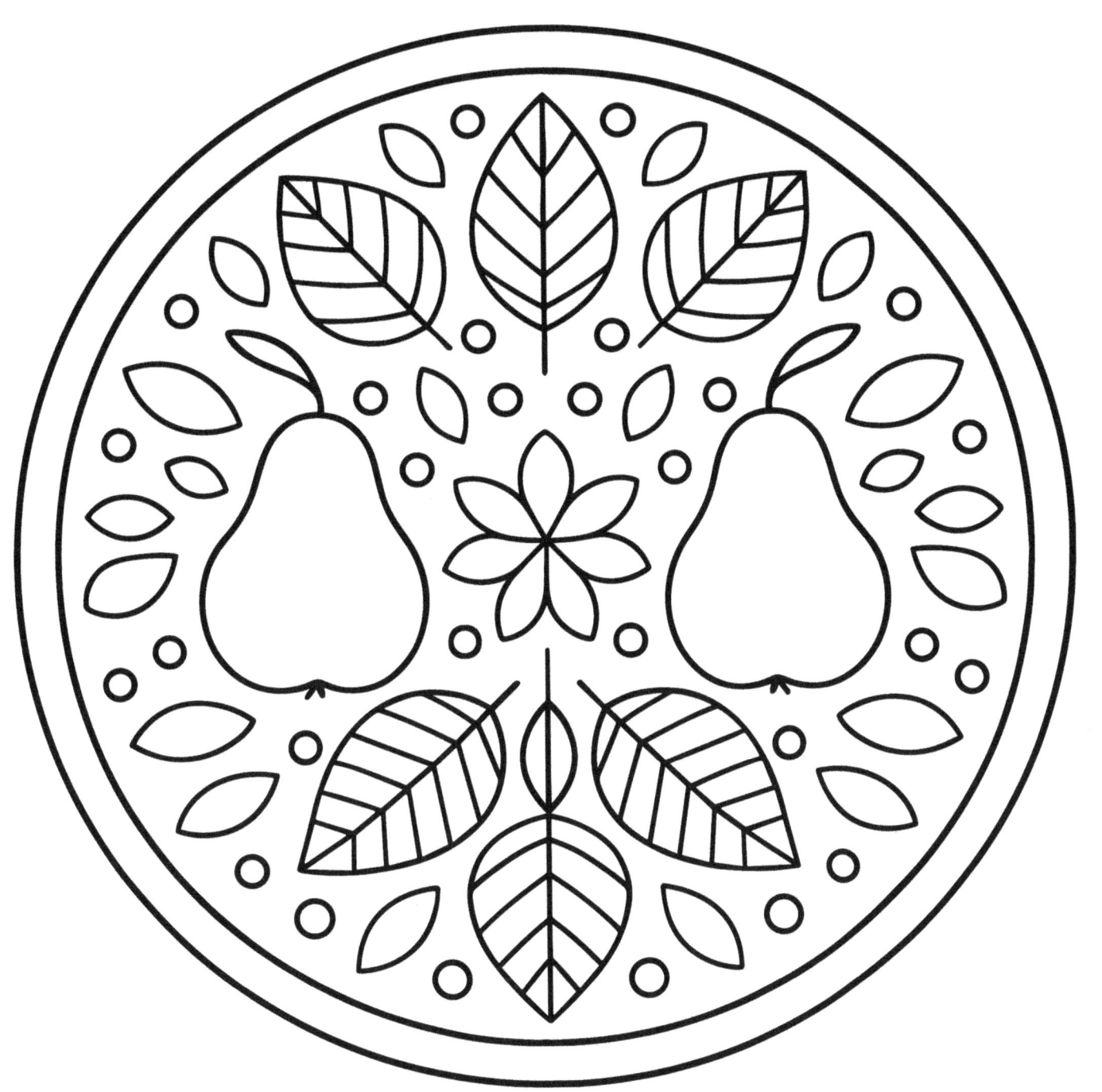

A medida que los días se acortan, algunas plantas saben que se acerca el otoño y cambian el color de sus hojas.

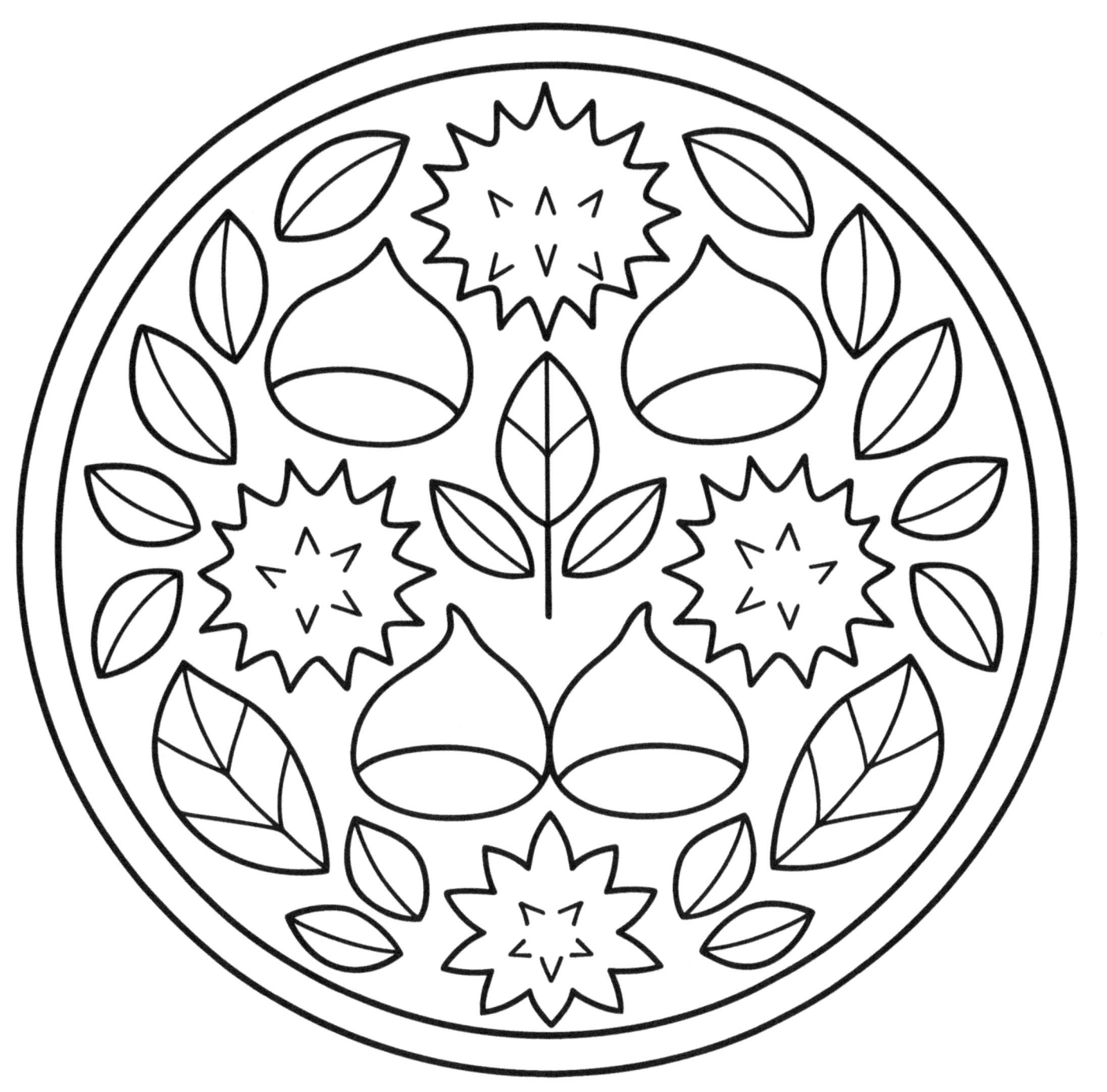

Los hongos son simplemente el "fruto" del hongo. La mayor parte, escondida en el suelo, ¡puede medir decenas de metros de largo!

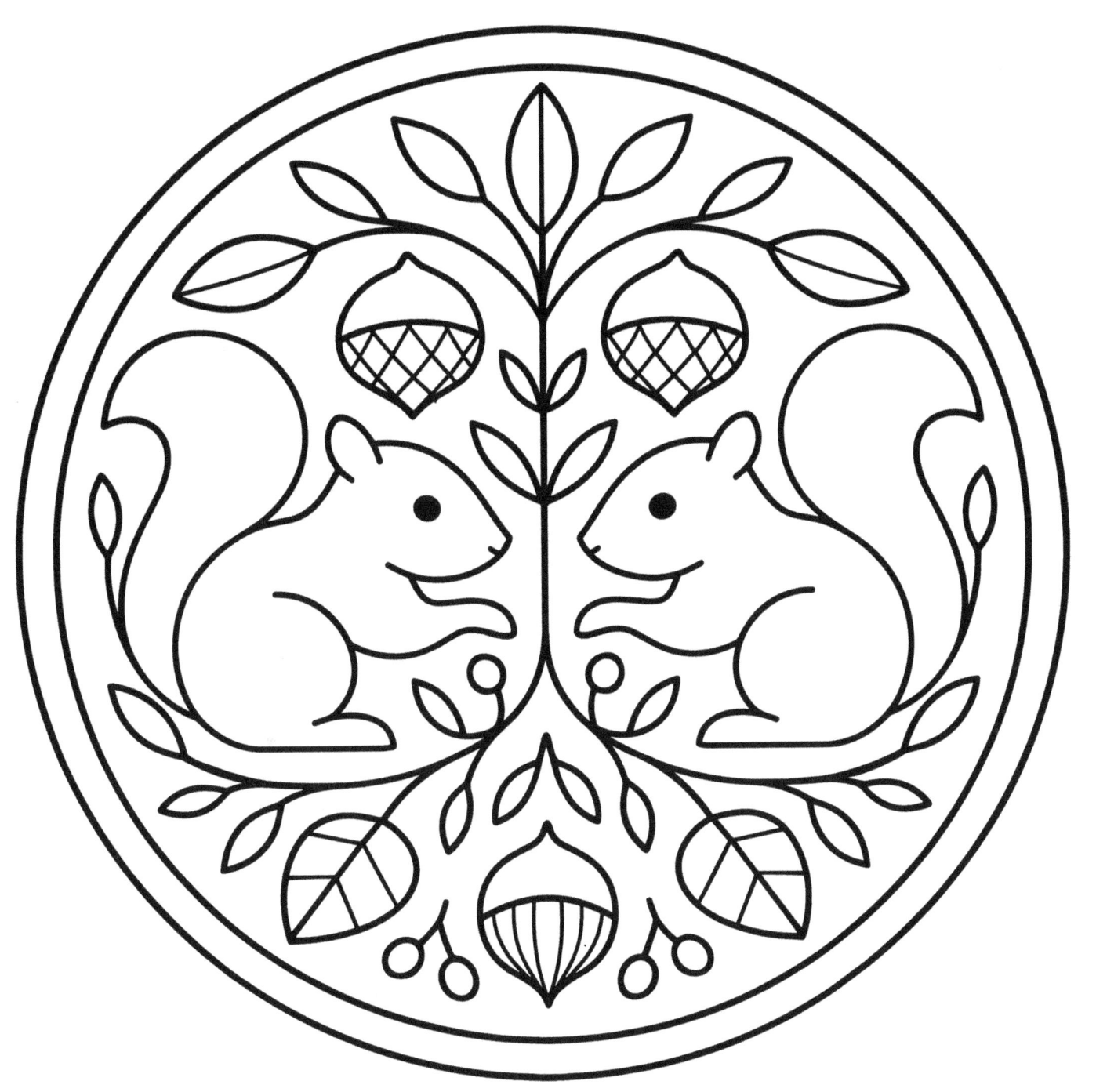

El color rojo intenso de las hojas proviene de las antocianinas, pigmentos que los árboles producen especialmente en otoño.

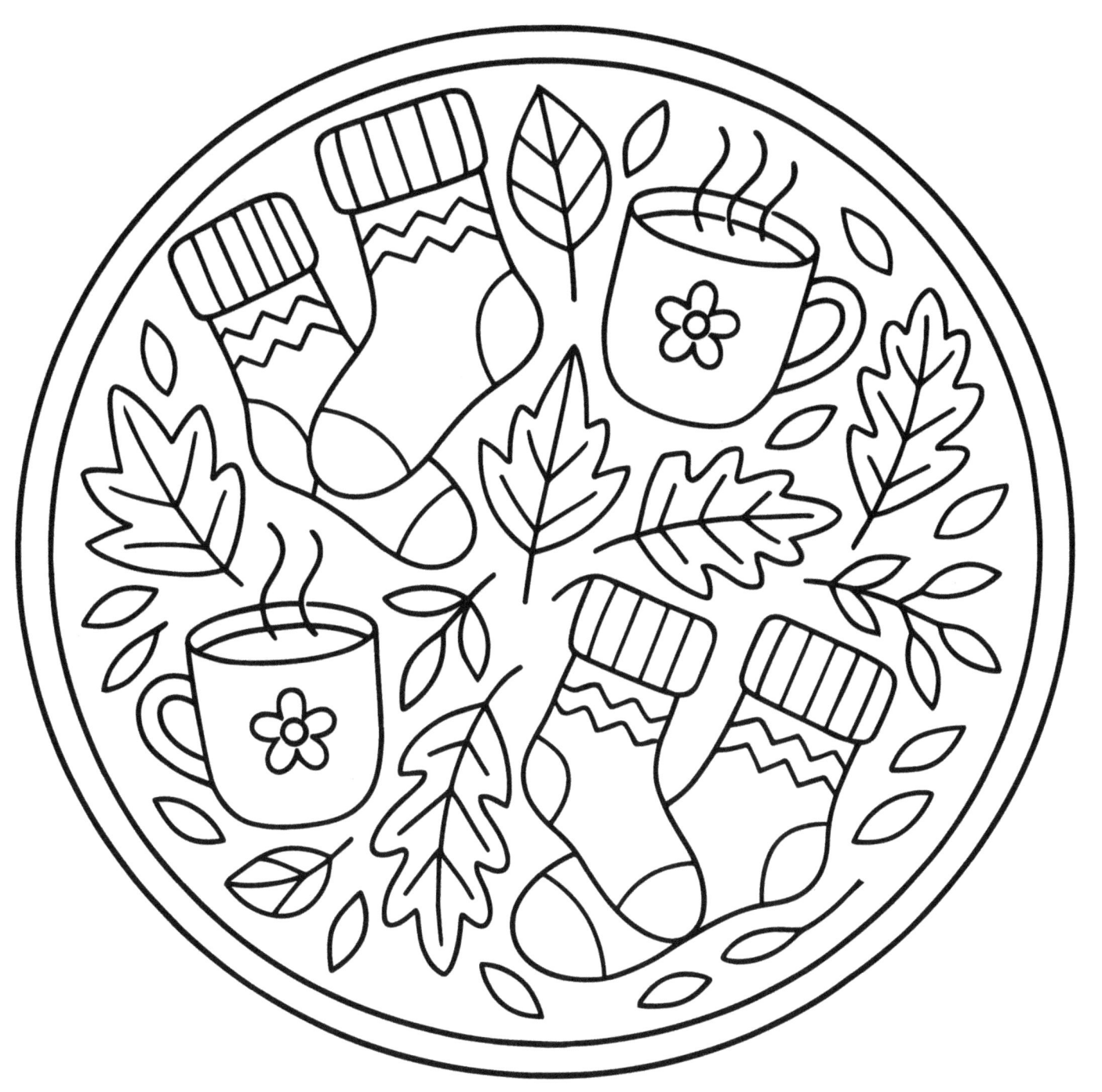

Los caracoles, sí, hibernan: secretan una fina membrana, llamada epifragma, que protege la entrada a la concha.

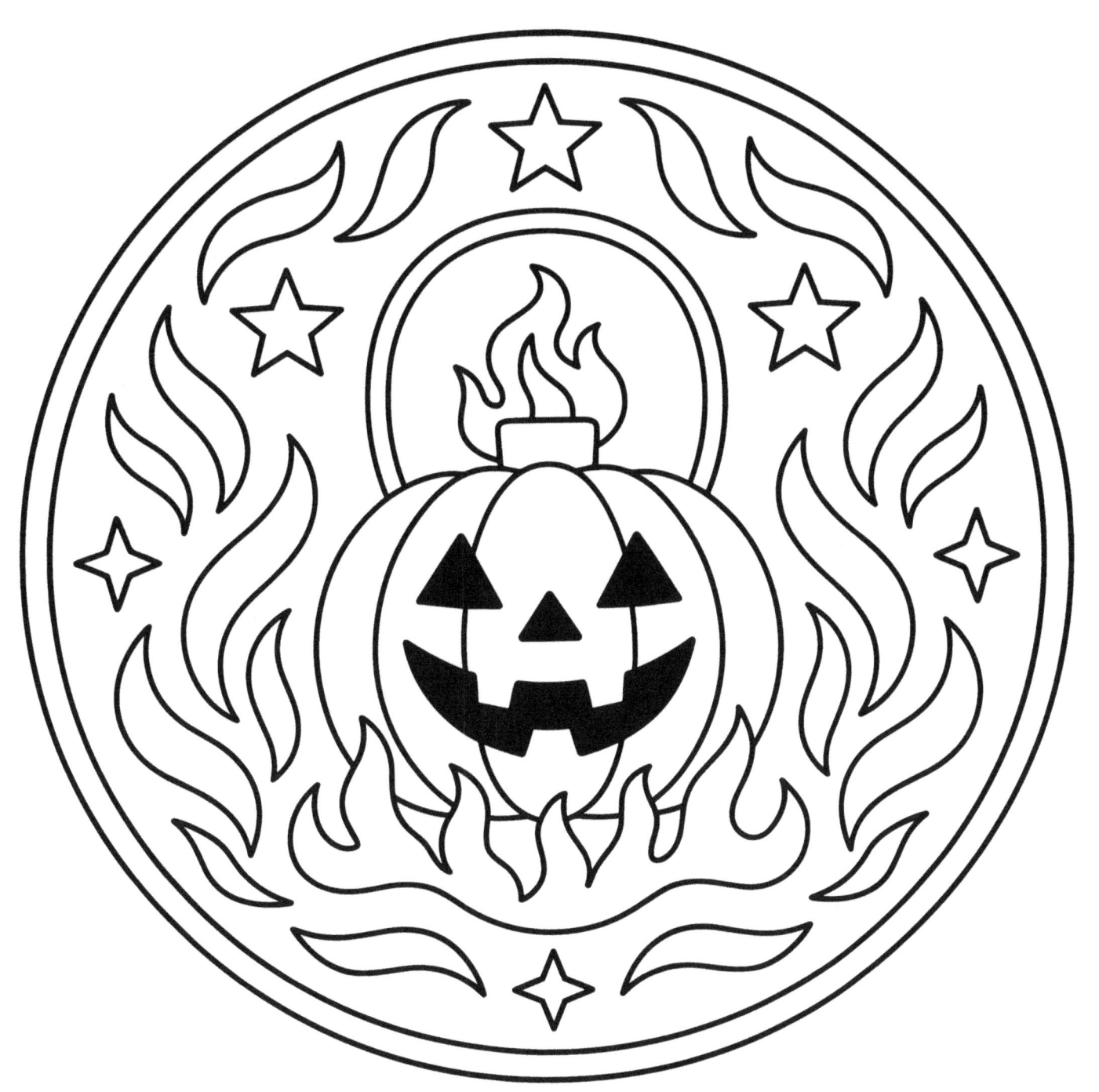

La canela es corteza de árbol seca, que se recolecta en tiras finas, como panecillos aromáticos.

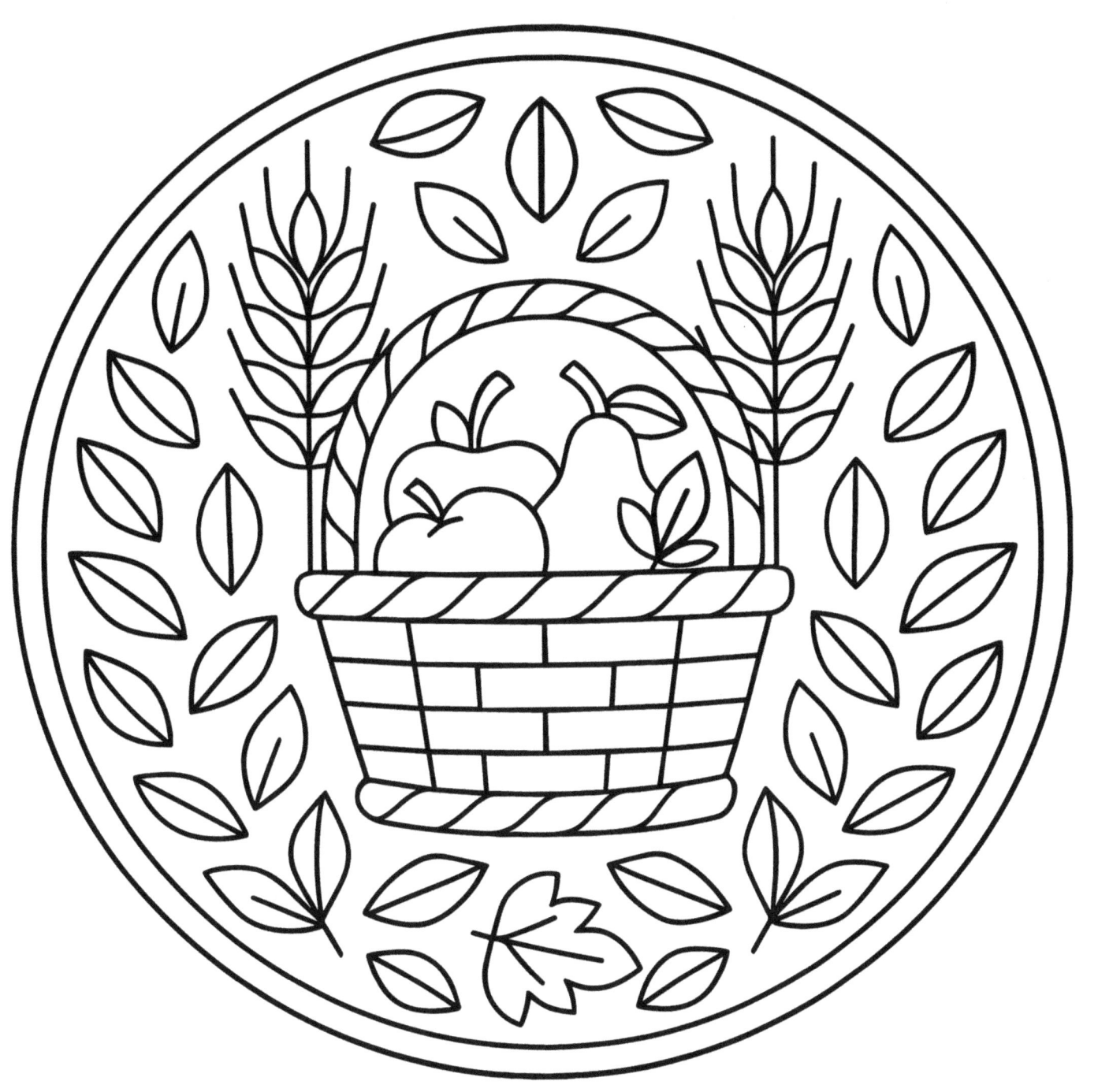

La hoja de arce tiene una forma simétrica, lo que la hace ideal para mandalas y banderas.

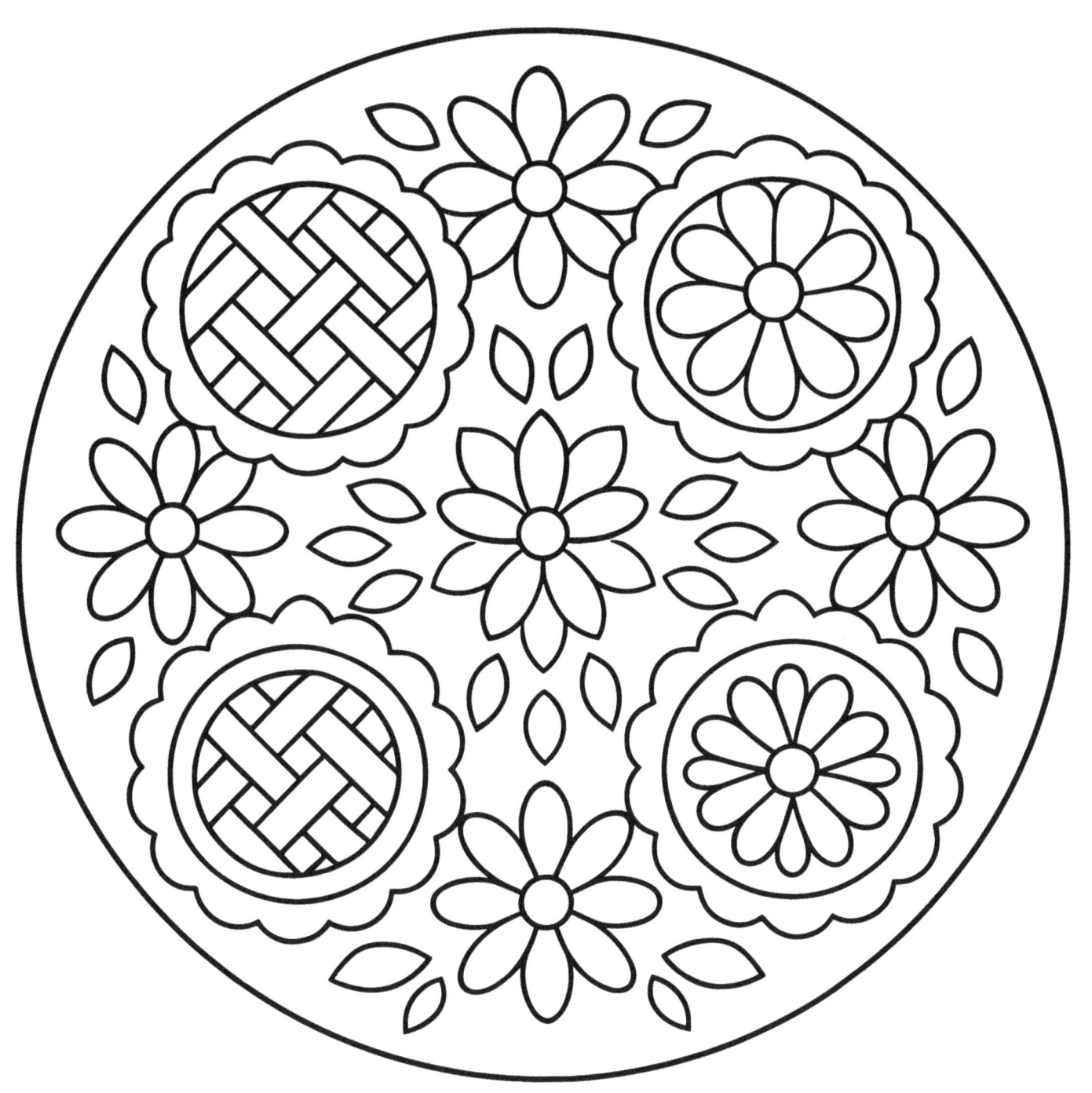

Plantas como la salvia o la lavanda tienen aceites que las protegen del frío y de los insectos, por eso huelen tan fuerte.

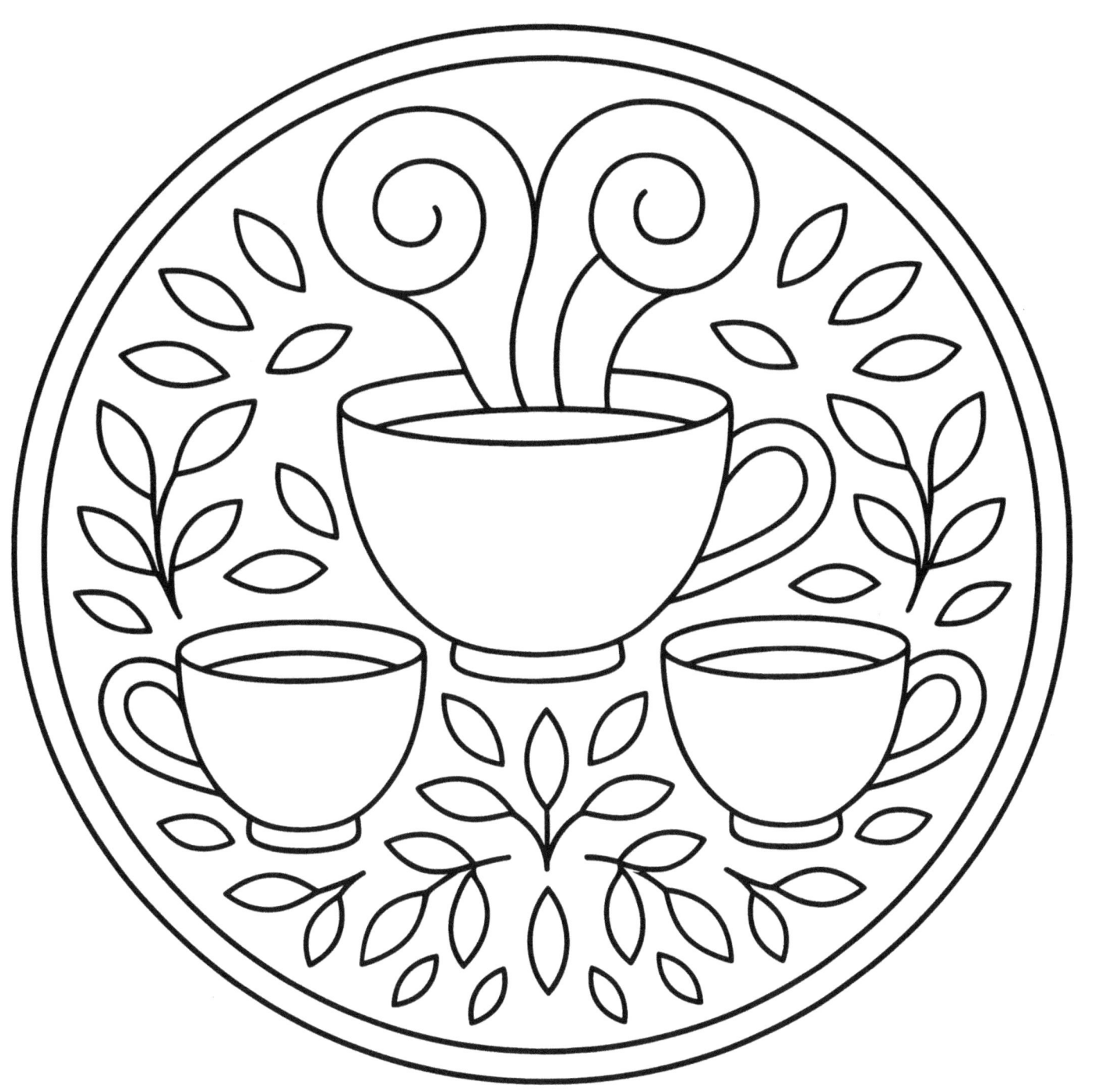

En Japón, la gente va al parque específicamente para admirar las hojas que caen: se llama "momijigari".

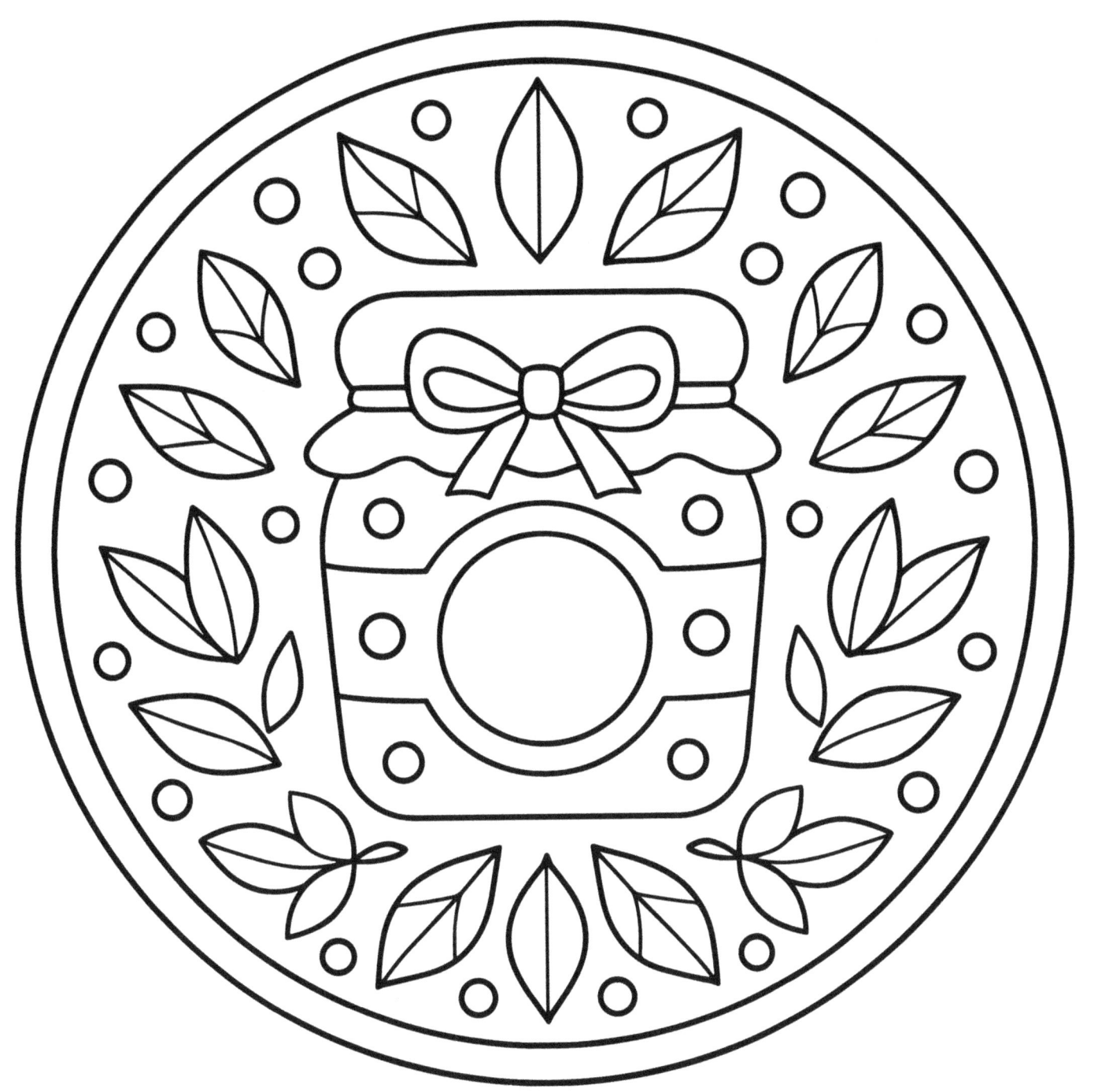

Las bayas de espino son comestibles y se utilizan en tés,
pero tienen un sabor agridulce.

Las ardillas pueden reconocer los cacahuetes por su
sonido: los sacuden suavemente y los "escuchan".

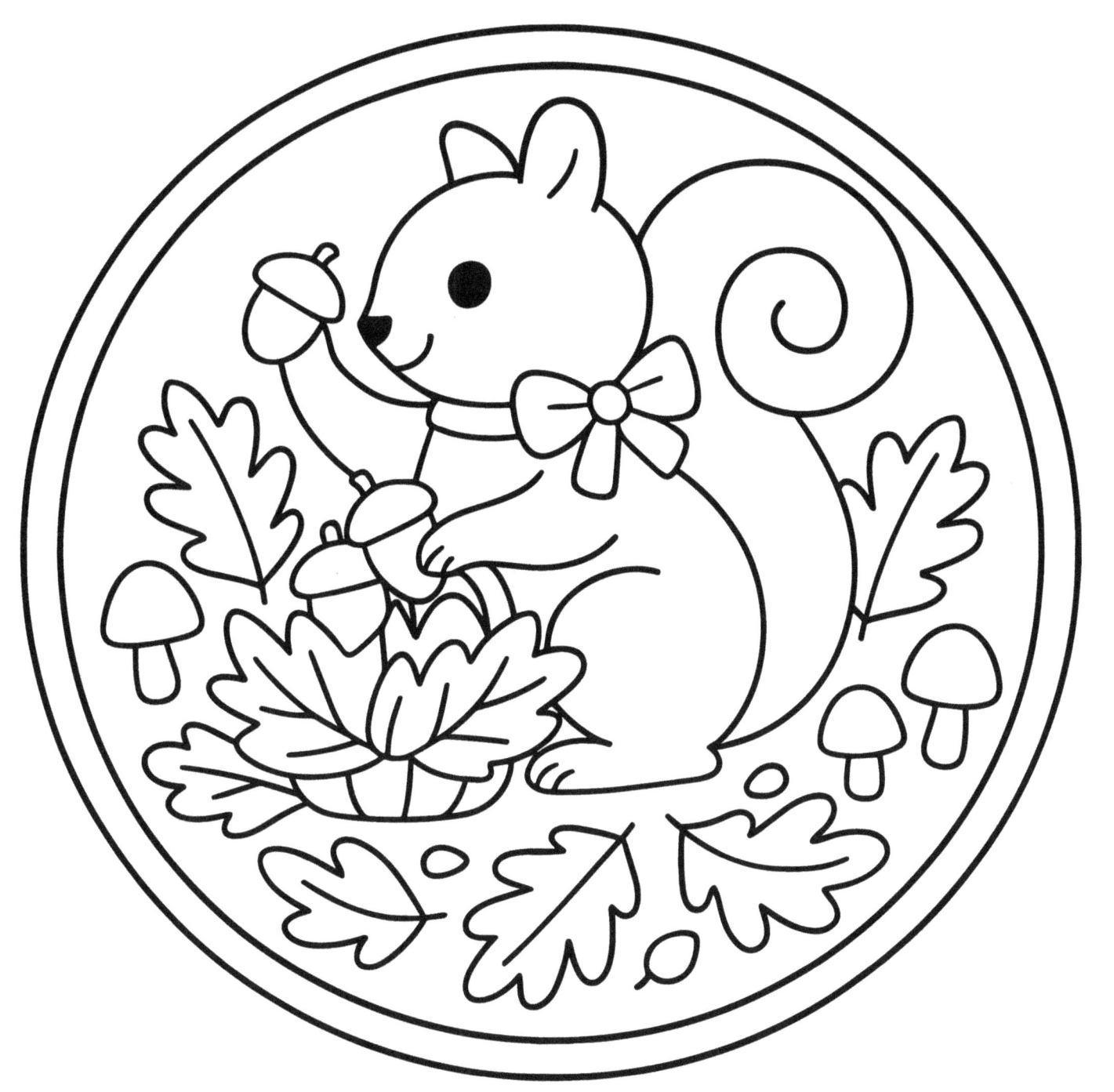

Las aves no sólo migran hacia el sur; algunas simplemente descienden de las montañas a zonas más bajas.

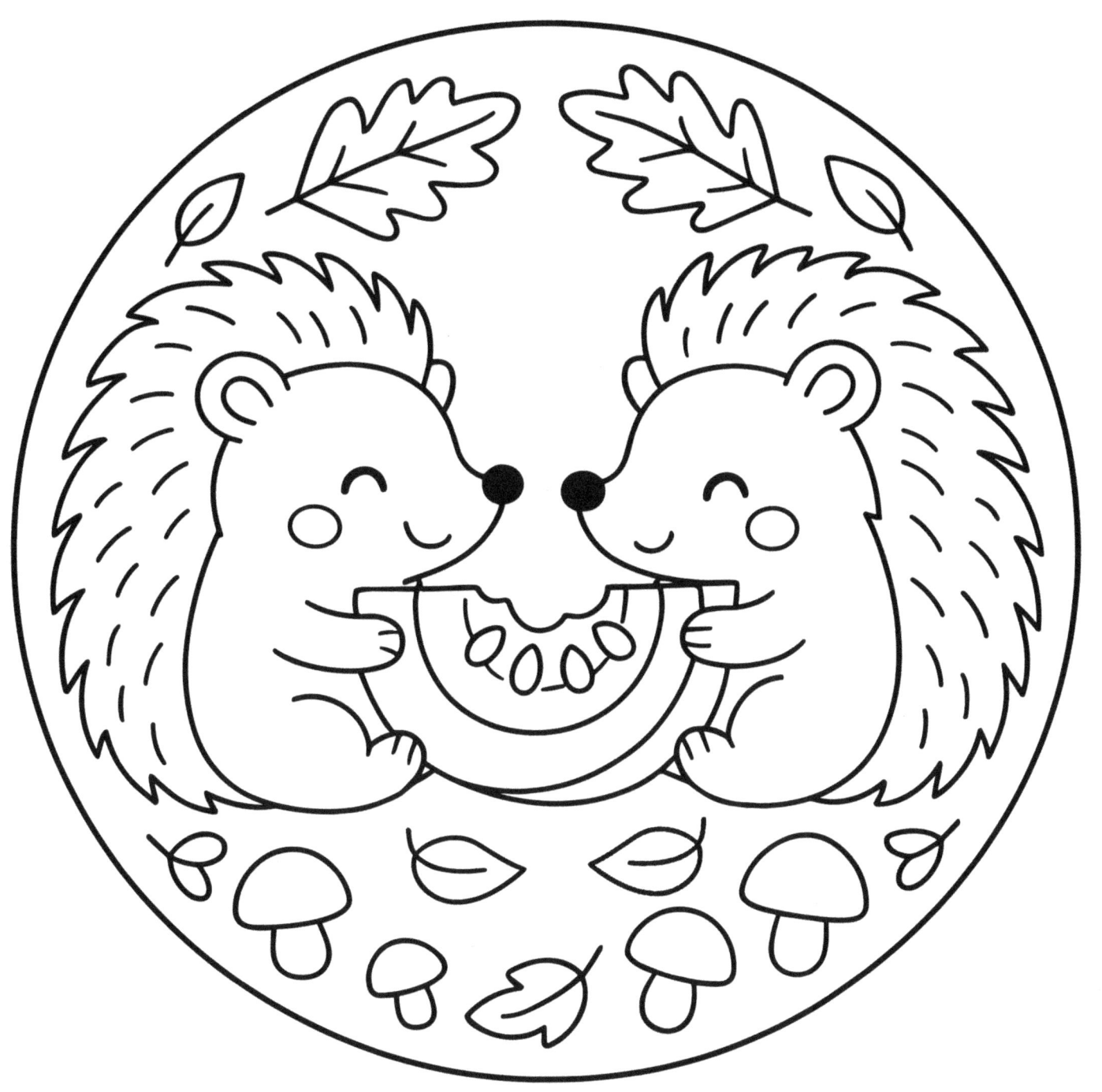

Muchos animales cambian su pelaje en otoño: se vuelve más denso y grueso para el invierno.

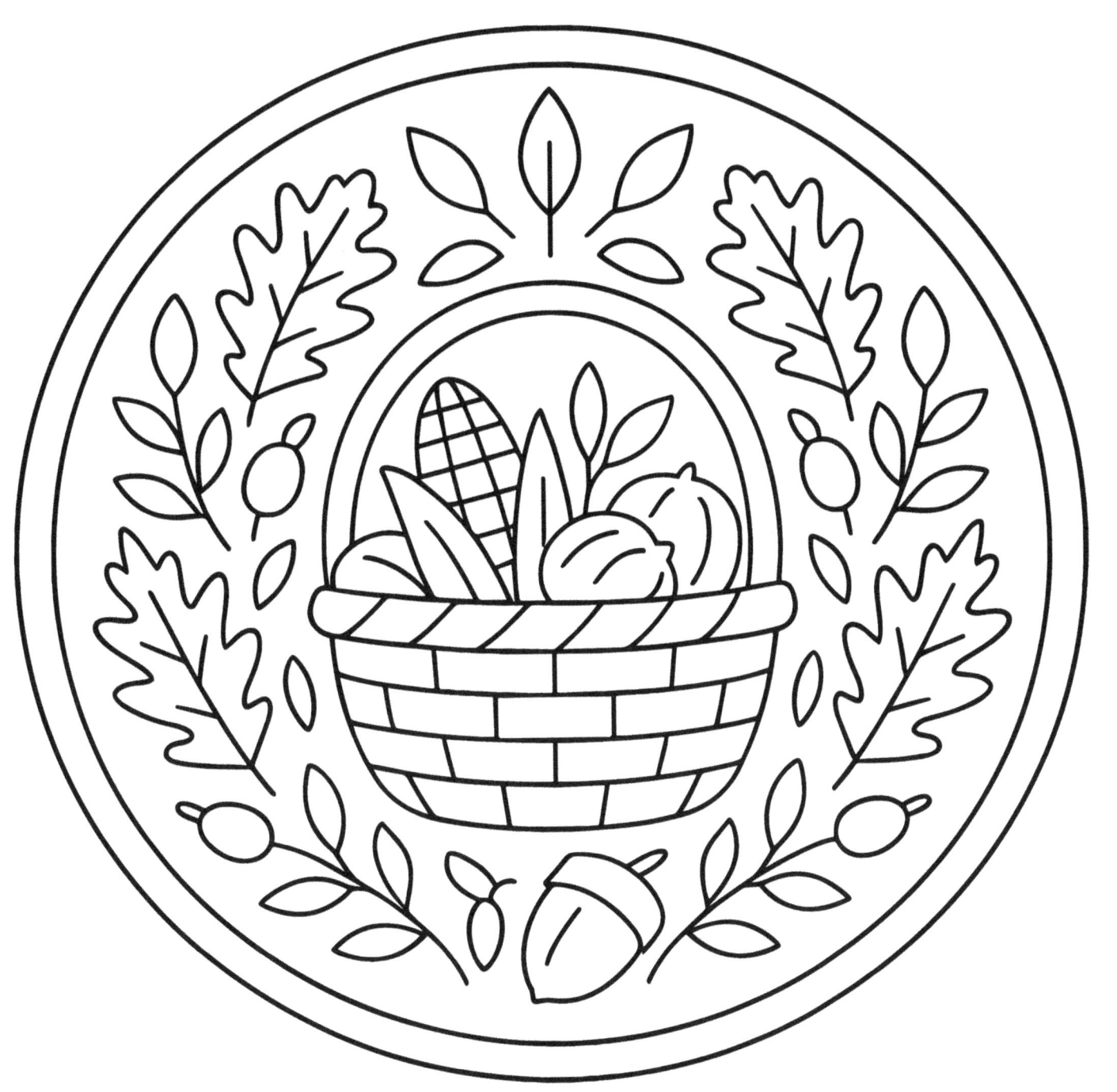

Aunque parezcan muertas, las hojas caídas siguen "trabajando": nutren el suelo y protegen las raíces.

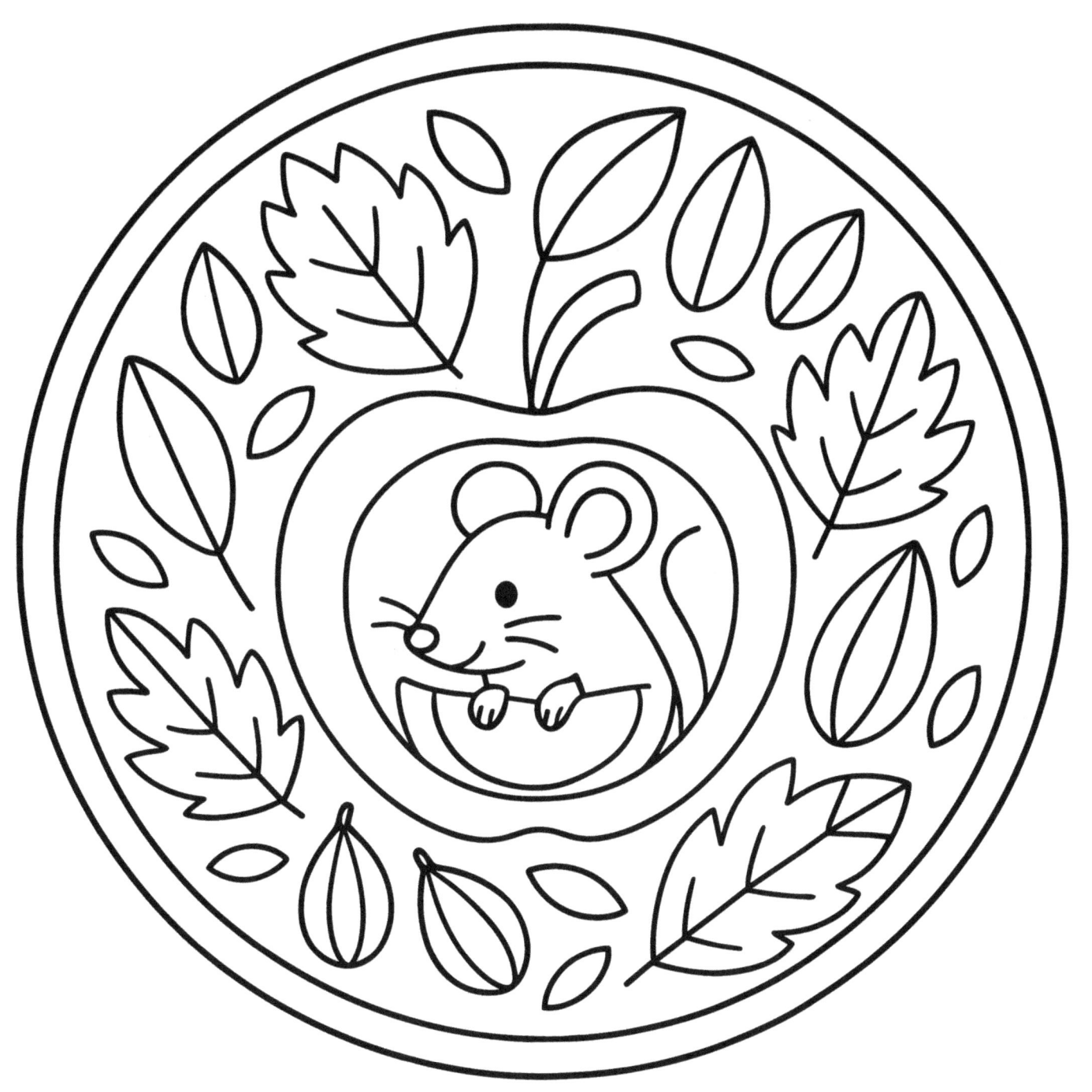

Algunas calabazas gigantes se cultivan específicamente para competiciones: el récord mundial supera los 1.200 kg.

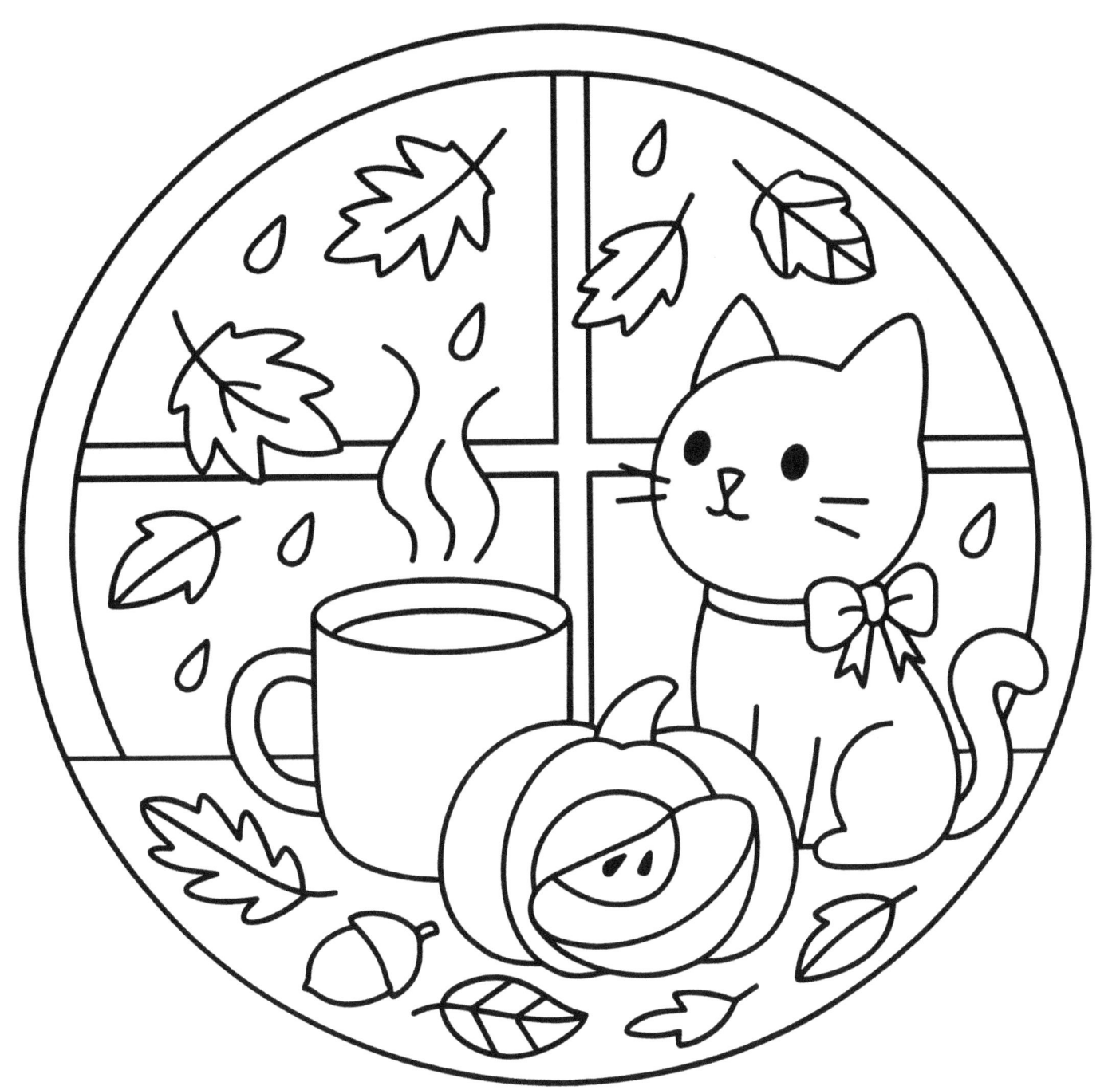

Aunque los búhos parecen silenciosos, emiten una variedad de sonidos: no sólo ululatos, sino también silbidos, risitas y gruñidos.

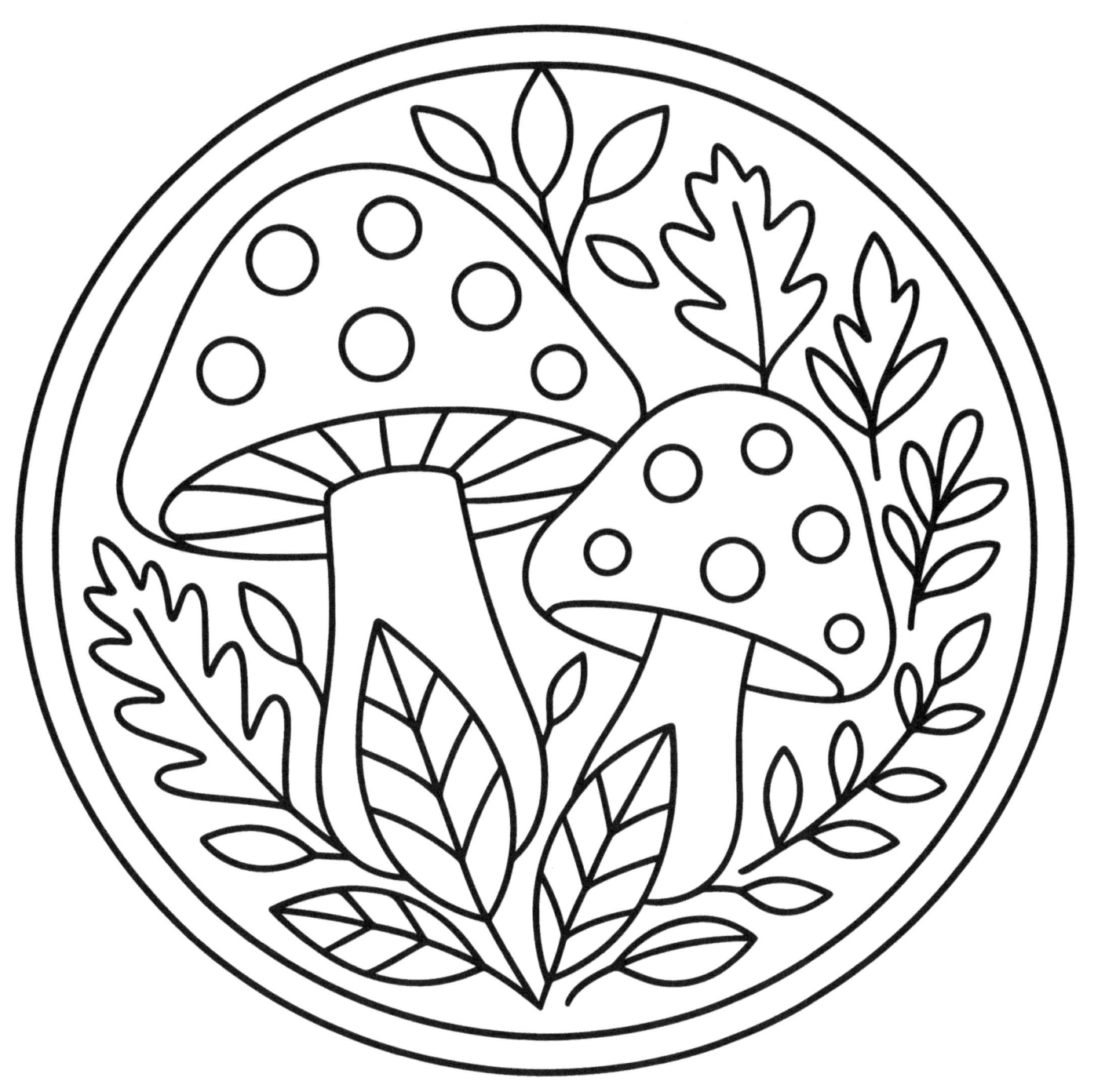

Las hojas del roble pueden permanecer colgantes en las ramas incluso durante todo el invierno, un fenómeno llamado "marcescencia".

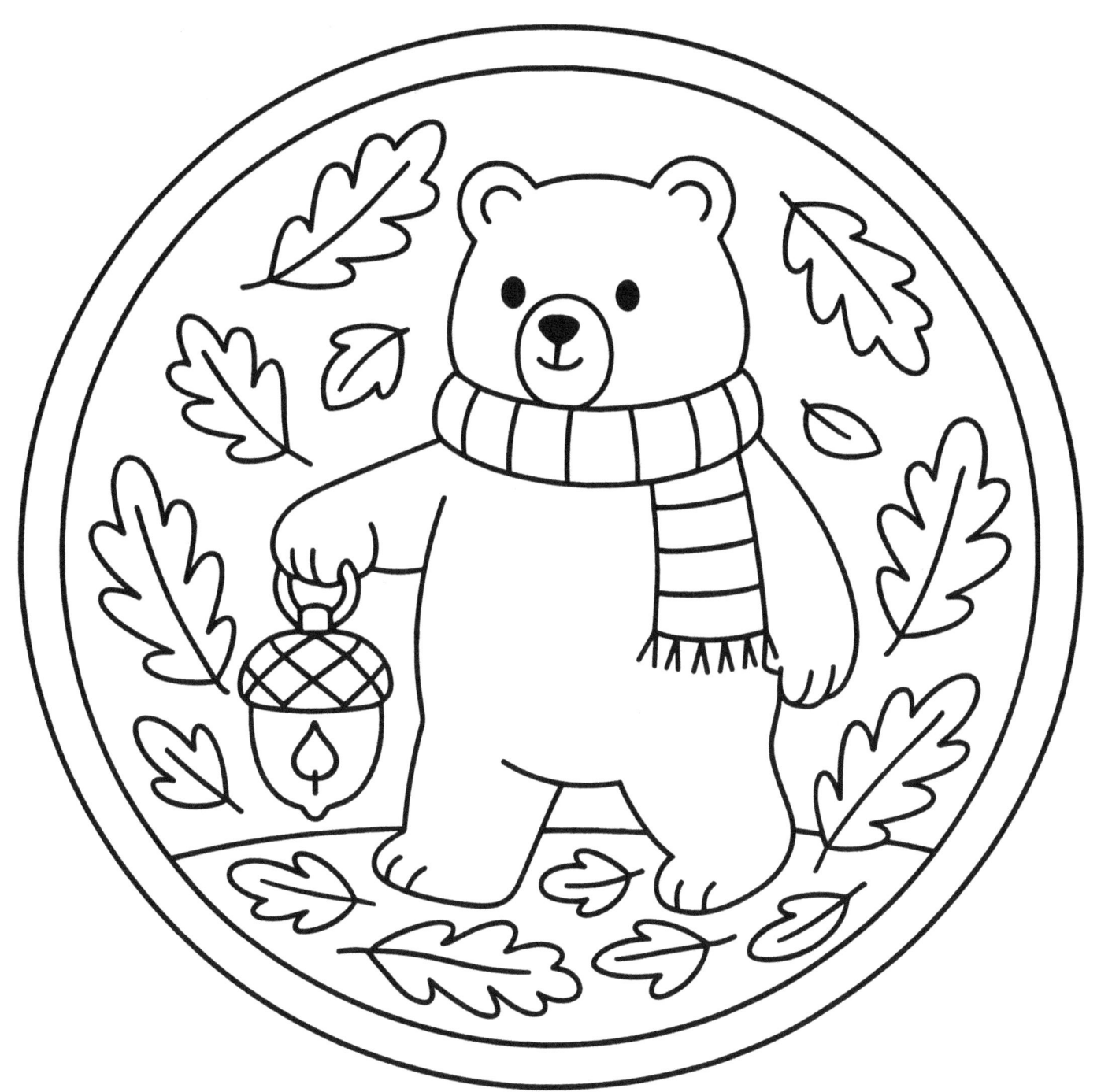

Las bellotas son tóxicas para los humanos en su estado crudo, pero muchos animales las digieren perfectamente.

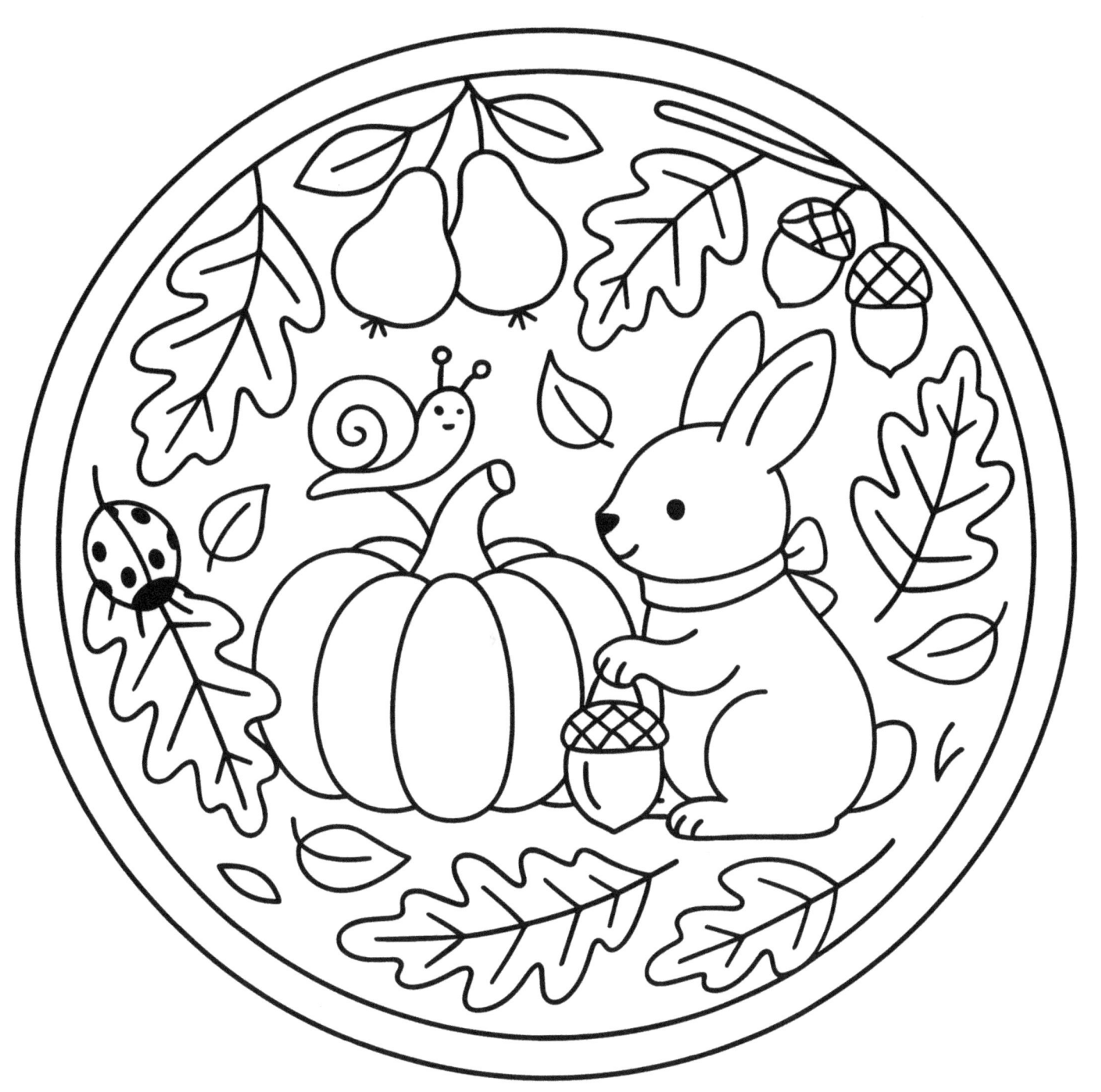

Los crisantemos florecen a finales del otoño: son unas de las flores más resistentes de la temporada.

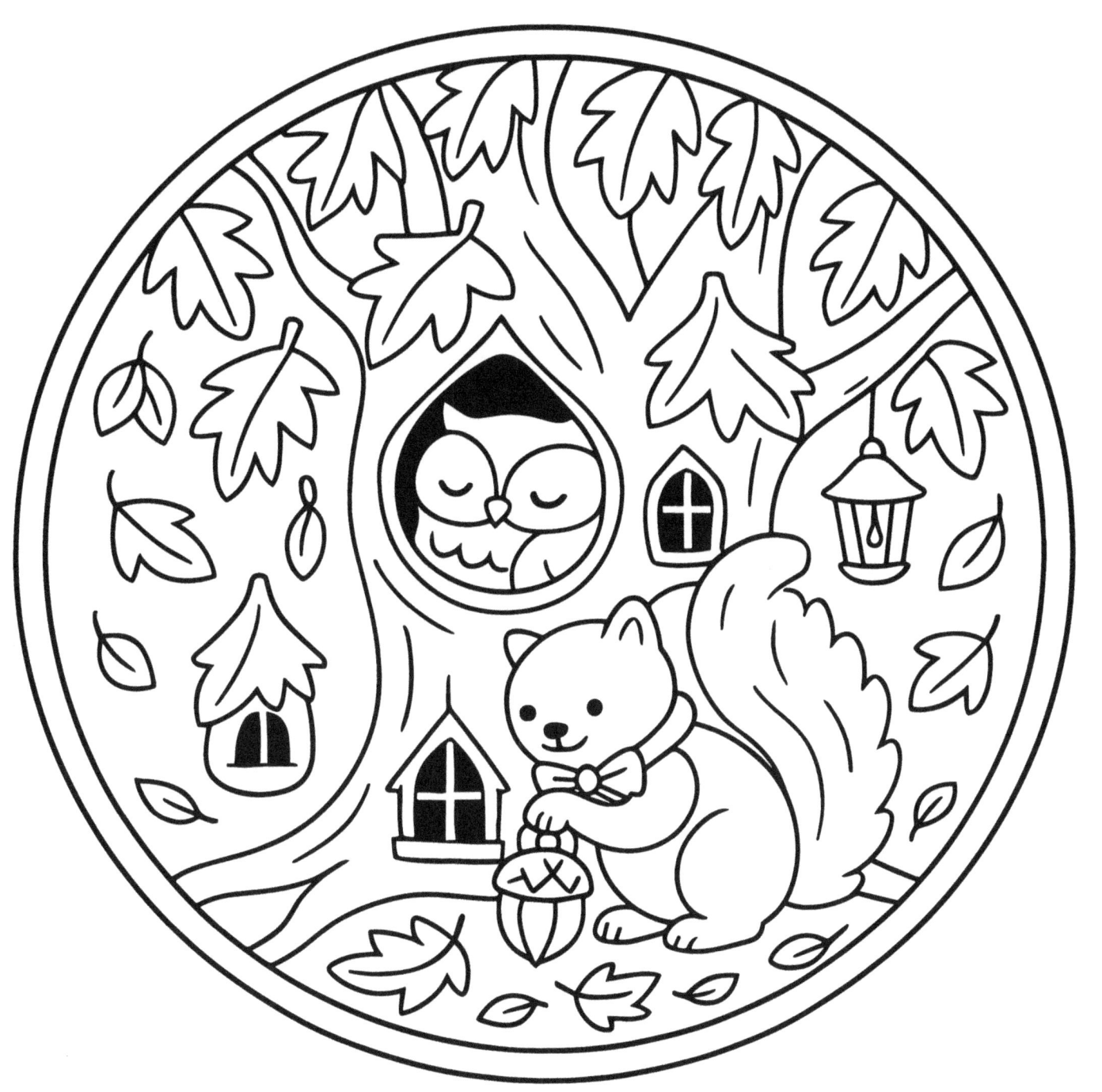

Muchas especies de hongos sólo crecen en otoño,
cuando el suelo está cálido pero el aire se vuelve
húmedo y frío.

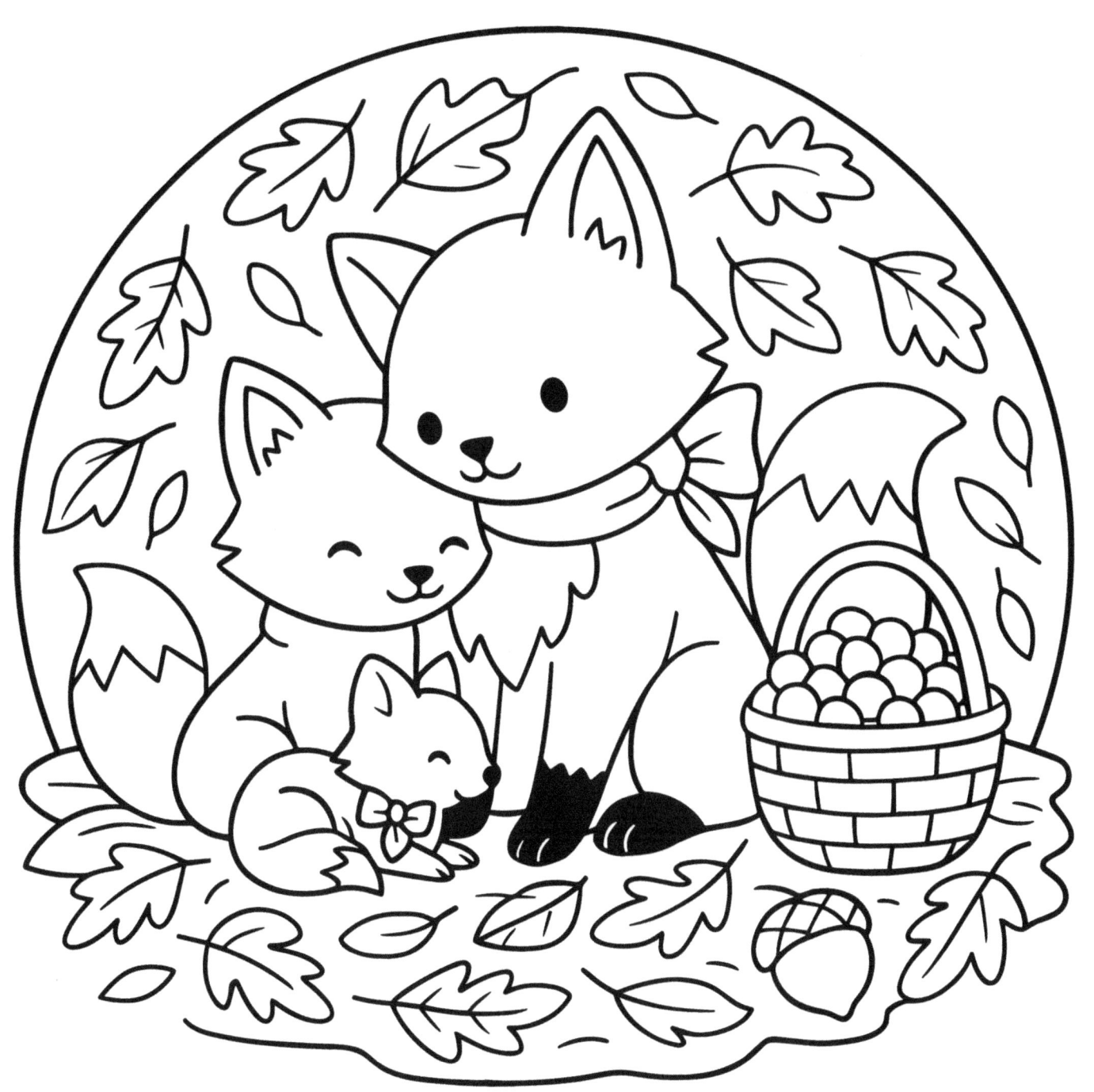

Las hojas coloridas no están "pintadas" en otoño: los colores siempre estuvieron allí, sólo que el verde los ocultaba.

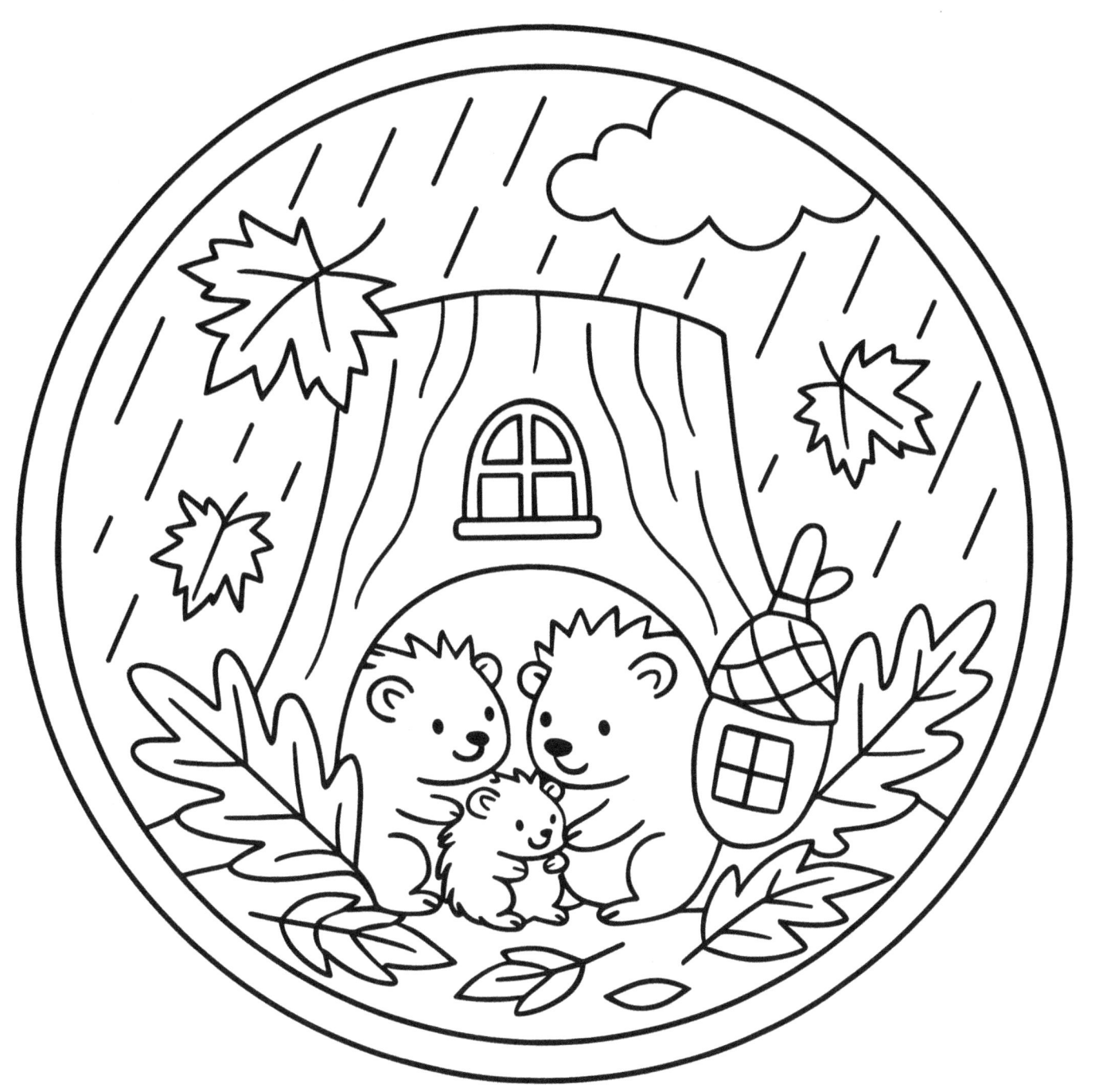